DIAGNOSTIC ET TRAITEMENT

DU

CHOLÉRA

PAR

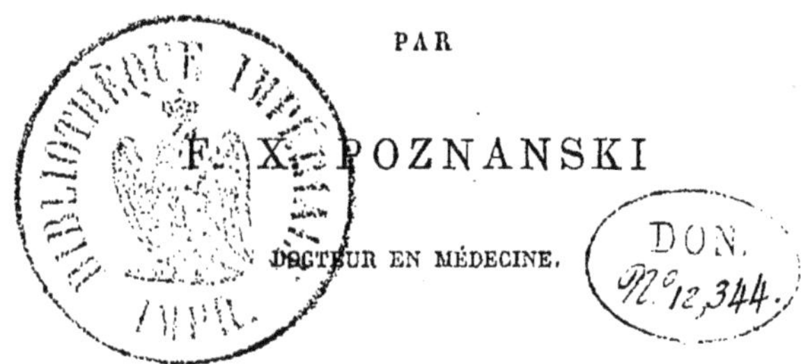

F. X. POZNANSKI

DOCTEUR EN MÉDECINE.

PARIS

BAILLIERE (J.-B.) ET FILS, LIBRAIRES-ÉDITEURS,

RUE HAUTEFEUILLE, 19

IMPRIMÉ PAR LES SOINS DE E. BOUTMY, CORRECTEUR

RUE SAINT-DOMINIQUE SAINT-GERMAIN, 6.

1867

DIAGNOSTIC ET TRAITEMENT

DU

CHOLÉRA

Il y a dix ans, j'ai présenté à l'Académie des sciences de Paris mes observations faites durant l'épidémie cholérique, relatives au ralentissement du pouls et aux propriétés du sang chez des individus qui semblent bien portants, mais qui se trouvent dans la période de prédisposition. Un extrait de ces observations a été publié dans les *Comptes rendus de l'Académie des sciences*. Les phénomènes que je signalais alors, ayant été confirmés depuis par plusieurs observateurs, ne paraissent plus ni étranges ni nouveaux.

Aujourd'hui, je me propose de vous présenter quelques-uns des résultats des expériences que j'ai faites au lit du malade pendant plusieurs épidémies cholériques qui ont sévi en Russie depuis 1848.

Je veux parler spécialement de l'acide cyanhydrique, dont l'emploi, secondé par d'autres procédés thérapeutiques, m'a donné des résultats satisfaisants, et cela sur une échelle très-considérable. Le nombre de malades soumis à ce genre de traitement dépasse mille deux cents, et la mortalité n'a jamais été de plus de douze pour cent. Ce traitement, je l'ai appliqué dans ma pratique privée et officielle, et aussi en présence d'une commission de médecins, chargés par le gouvernement russe de suivre la médication et d'en constater les résultats. En présence de la commission, j'ai traité exclusivement les cas algides. Néanmoins, la mortalité était encore au-dessous de celle indiquée plus haut. Quant aux documents qui viennent à l'appui de mes affirmations, ils sont entre les mains des autorités du pays.

Qu'il me soit permis d'indiquer par quelles circonstances j'ai été amené aux résultats que je vais exposer.

A l'époque de l'épidémie qui sévit en 1848, je n'avais une idée juste ni de la maladie qui nous occupe, ni de l'action de l'acide cyanhydrique, et je pensais alors, comme tant d'autres, que le choléra est une névrose du grand sympathique. J'ai eu recours à ce médicament, qui, d'après les idées généralement reçues, devait avoir la vertu de déprimer la surexcitation nerveuse. J'ai commencé, d'ailleurs, par le cyanure de fer, à cause de ses propriétés antidiarrhéiques ; et puis, la réputation d'être vénéneux, qui s'attache à l'acide cyanhydrique, m'ôtait le courage d'en faire l'essai. Le cyanure de fer me donnait des résultats meilleurs en général que ceux obtenus par d'autres médicaments ; mais, ayant aussi des insuccès, je me suis hasardé, même pendant l'épidémie de 1848, à administrer de l'acide cyanhydrique à des doses minimes, c'est-à-dire conformes aux prescriptions ordinaires.

Encouragé par de bons résultats, j'augmentai la dose par degrés, et enfin, pendant les dernières épidémies, je suis arrivé à administrer, dans les cas algides, de 15 à 25 gouttes d'acide cyanhydrique médicinal (contenant 2 pour 100), toutes les dix et même toutes les cinq minutes. Pour les enfants, le nombre des gouttes doit être restreint et mesuré suivant l'âge ; car une dose tant soit peu plus forte produit chez eux une véritable éclampsie suivie d'un sommeil comateux. Les convulsions causées par l'acide cyanhydrique chez les enfants prouvent assez combien peu est fondée l'opinion générale d'après laquelle cet agent déprimerait toutes les fonctions. Bien au contraire, il n'y a peut-être pas de médicament qui exciterait d'une manière plus expéditive et plus instantanée la respiration, la circulation et l'activité du système nerveux; toutefois, cette excitation n'étant que passagère, pour entretenir son action, il est nécessaire d'administrer le médicament à doses souvent répétées.

Une dose convenable d'acide cyanhydrique produit généralement une petite toux, active la respiration, augmente la force et la fréquence du pouls, diminue, fait passer l'anxiété épigastrique, et limite en même temps la transsudation. Quant aux vomissements, ils se changent bientôt en simples vomituritions ; en même temps, la diarrhée devient moins copieuse et perd sa forme caractéristique. Quant aux urines, leur sécrétion ne manque pas d'être rétablie sitôt que la respiration et la circulation ont repris leur cours naturel.

J'administre l'acide cyanhydrique médicinal sans mélange ou bien tantôt délayé dans de l'alcool et tantôt avec du sirop simple, mais pas autrement que par gouttes. De cette façon, l'acide cyanhydrique, étant absorbé dans la cavité buccale elle-même, n'est plus rejeté par les vomissements.

Pendant les épidémies cholériques, je me sers également de l'acide cyanhydrique contre les diarrhées et les constipations, ces deux symptômes ayant pour cause un défaut de circulation et une stagnation dans les organes abdominaux, comme je l'expliquerrai plus bas.

Comme prophylactique, pendant l'épidémie, j'ai mis en usage avec succès les amandes amères, à cause de l'acide cyanhydrique qu'elles contiennent.

La dose de l'acide cyanhydrique varie selon l'intensité des cas; et, chose remarquable, les malades supportent, sans inconvénient, de fortes doses tant qu'ils se trouvent dans un état de prostration; mais, aussitôt que leur état s'améliore, les mêmes doses ne sont plus que difficilement supportées. Cela est d'ailleurs conforme à la loi, qu'on ne doit jamais perdre de vue, en vertu de laquelle l'action de tout agent naturel ou médicamenteux dépend, non-seulement de sa nature, mais aussi de l'état dans lequel se trouve l'individu soumis à son action. Aussi, la maladie une fois arrivée à la période typhoïde, l'acide cyanhydrique doit être abandonné pour la plupart du temps; mais, d'un autre côté, l'usage convenable de ce médicament *exclut presque* le développement de l'état typhoïde; et, depuis que j'administre de l'acide cyanhydrique à fortes doses, il m'est rarement arrivé de voir le choléra passer à l'état typhoïde. En tout cas, ce dernier était moins grave.

Voilà les avantages que j'ai tirés de l'emploi de l'acide cyanhydrique dans le traitement du choléra ; mais je suis loin d'affirmer que ce remède suffise pour tous les cas ; aussi j'ai recours, et même très-souvent, à la saignée générale, non-seulement chez les adultes, mais même chez les petits enfants. Dans le traitement du choléra, tant qu'il présente encore des signes de pléthore veineuse, je ne connais pas d'expédient plus prompt et plus énergique pour activer la circulation et la respiration, comme aussi pour diminuer et même faire disparaître les caractères du sang propres au choléra. Or la saignée est profitable à la période de prédisposition cholérique et à la période algide, tant qu'il n'y a pas d'indices du passage à l'état typhoïde, c'est-à-dire tant qu'il ne se manifeste aucun signe de réaction. Celle-ci s'opère dans l'organisme au moment où le cœur, débarrassé de l'excès de sang dont il regorgeait et aidé par la résorption, commence son travail réparateur, pour rendre au sang ses qualités normales et rétablir la circulation ainsi que les diverses fonctions qui en dépendent.

Jusqu'à ce moment, la saignée est profitable; mais, une ois que les pertes liquides et l'entassement des corpuscules dans les capillaires transforment la pléthore veineuse en vraie anémie; alors, enlever le peu de sang qui circule, ce serait ôter la vie. Et c'est ce qu'on a fait quand, sans connaître la ligne de démarcation qui sépare la période algide de la période typhoïde, on opérait la saignée indistinctement.

Les suites étaient déplorables, et l'on ne peut s'étonner du discrédit dans lequel est maintenant tombé ce moyen thérapeutique, si bien qu'il est aujourd'hui presque impossible de le remettre en honneur. Pourtant, il y a un moment, difficile à saisir il est vrai, où il est utile de recourir à la saignée. C'est un instrument à deux tranchants; mais on peut dire sans exagération que, *dans une épidémie cholérique, on ne saurait jamais saigner trop tôt.*

Toutefois, le moment de pratiquer la saignée n'est pas encore passé tant que le malade se trouve dans l'état algide, sans indice de réaction; tandis que, celle-ci une fois survenue et la circulation commençant à se rétablir, on doit bien se garder de contrarier cet acte réparateur.

Quant à la quantité du sang à évacuer, elle doit être mesurée d'après le degré de la pléthore et de la veinosité. Dans certains cas, il m'est arrivé, en opérant la saignée à deux reprises, de tirer avec succès au delà de 25 onces. Ajoutons que les bons résultats de la saignée dépendent beaucoup de la manière dont on la pratique; car on peut dire, à juste titre, que c'est la rapidité de l'évacuation qui, pour la plupart du temps, décide de son efficacité.

On m'objectera que, dans la période algide, il est souvent impossible de tirer quelques gouttes de sang des veines du bras. Je répondrai qu'on a encore la jugulaire, et que, dans un état qui est plus que dangereux, une incision de la veine ne peut pas nuire, si l'on ne parvient pas à en tirer du sang. Il faut avouer d'ailleurs que très-souvent on n'est ni assez habile, ni assez assidu, pour mener à bonne fin cette opération. Et pourtant, il y a des moyens qui facilitent l'écoulement du sang de la veine incisée, des moyens qui renforcent la respiration et la circulation, entre autres l'emploi de l'acide cyanhydrique, des sternutatoires, par exemple l'ammoniaque insufflée dans les cavités nasale et buccale au moyen d'un vaporisateur, une prise de *veratrum album*, la vératrine et autres.

Les sternutatoires sont utiles, en ce qu'ils renforcent la respiration et la circulation, qu'ils expulsent l'acide carbonique de l'atmosphère pulmonaire, décarbonisent le sang, réchauffent le malade, amènent de la transpiration, et font disparaître les vertiges, le mal de tête et les crampes.

Il y a encore un procédé dont je me suis servi avec succès, tant dans la période algide que dans la période typhoïde : c'est l'emploi de l'ammoniaque tantôt sous forme de vapeur (pulvérisée) en l'insufflant dans la cavité buccale, ce qui désaltère les malades, et tantôt en entourant le patient d'une atmosphère ammoniacale. Pour cela, on l'enveloppe dans un drap de lit mouillé avec de l'eau fortement salée et modérément aspergée avec l'alcali volatil. Les malades, entourés de couvertures légères, restent dans cette position sans inconvénients pendant plusieurs heures. Dans cette situation, ils se réchauffent; une transpiration générale se produit; l'angoisse épigastrique et les crampes disparaissent presque immédiatement.

Selon toute probabilité, l'efficacité de l'ammoniaque est due à son affinité chimique pour l'acide carbonique, surchargeant alors l'atmosphère pulmonaire et la masse du sang.

L'acide carbonique de l'atmosphère pulmonaire une fois absorbé, l'angoisse et le sentiment de chaleur, qui suit la direction des bronches, diminuent sensiblement. L'atmosphère pulmonaire, par rapport à la quantité de l'acide carbonique, une fois rendue normale, la décarbonisation du sang reprend son cours naturel. Ajoutons que l'application extérieure de l'ammoniaque influe nécessairement sur l'état de la peau ; et ce procédé, aussi simple qu'énergique, ne saurait être assez recommandé, non-seulement dans le traitement du choléra, mais aussi dans des cas analogues,

En outre, l'ammoniaque, par suite de la propriété qu'elle possède d'absorber l'acide carbonique, est à recommander pour désinfecter l'air. On y parvient facilement en imbibant de cette substance des éponges ou d'autres corps poreux.

Les Persans connaissent, à ce qu'il paraît, cette propriété désinfectante de l'ammoniaque. M. le docteur Kade, de Saint-Pétersbourg, qui a longtemps résidé en Perse en qualité de médecin de l'ambassade russe, m'a communiqué à ce sujet un détail curieux : Dans ce pays, on traite les cholériques en les plaçant dans les latrines.

L'influence salutaire de l'ammoniaque par rapport au choléra se corrobore encore par cette circonstance, que les ouvriers qui sont en contact avec des matière animales en putréfaction produisant l'ammoniaque : les vidangeurs, les tanneurs, les équarrisseurs, les gens occupés dans les abattoirs, ne gagnent jamais le choléra, ce qui embarrasse M. Pettenkoffer, et se trouve en complet désaccord avec sa théorie d'infection par les immondices, comme il l'avoue lui-même dans la *Gazette d'Augsbourg* de 1865. Pourtant, l'explication eût été facile, si cet éminent savant eût porté son attention sur l'action chimique de l'ammoniaque par rapport à l'acide carbonique.

L'usage de l'ammoniaque ne saurait donc être que profitable dans le choléra, où l'élimination de l'acide carbonique fait défaut, comme l'ont prouvé les belles expériences de M. Doyère.

Il nous reste à parler d'un procédé physique pour réchauffer les malades. Nous avons dit plus haut que le meilleur moyen de réchauffer le malade était de l'envelopper dans un drap imbibé d'eau ammoniacale; néanmoins, on peut, en même temps, faire usage du procédé suivant, aussi simple que pratique : appliquer des pierres ou même des briques chauffées au four et enveloppées dans de la toile fortement mouillée d'eau. Il se produit une vapeur chaude qui se condense sous les couvertures. Disons, entre parenthèses, que cette manière de réchauffer et de faire transpirer le malade est à recommander non-seulement dans le choléra, mais aussi dans beaucoup d'autres maladies, entre autres dans le rhumatisme aigu et chronique, la laryngite couenneuse, la pneumonie, etc.

Voilà les moyens que j'ai trouvés utiles dans le choléra; mais, pour le traitement, la grande question est de savoir les appliquer à temps. Or, cela dépend d'un diagnostic précis : avant tout, il faut savoir quel est le degré de la maladie et à quelle période la maladie est arrivée.

Voilà pourquoi, malgré les bornes restreintes de cette étude, je me trouve obligé d'entrer dans quelques considérations nosologiques. Pour expliquer les phénomènes pathologiques du choléra, je suis obligé de remonter au phénomène du ralentissement de la circulation, qui devance tous les autres, et qui, en se produisant alors que la maladie ne s'est pas du tout déclarée, sert de base à tous les changements morbides. Or, pendant l'épidémie cholérique, chez les individus qui, en raison de leur constitution, ne jouissent pas d'une circulation très-énergique, le pouls offre parfois à peine 45 pulsations par minute. Il est naturel que le nombre des mouvements respiratoires baisse également. La résorption, conformément aux lois biologiques, est alors notablement renforcée et produit une quantité excessive de lymphe, qui, en entrant dans les voies circulatoires, y prépare, sous l'influence du ralentissement de la respiration, une pléthore veineuse. Le sang, dont regorgent le cœur et les vaisseaux voisins, excite une réaction, et les ralentissements de la circulation sont compensés, pour la plupart du temps, par des accélérations.

Tant qu'il y a de ces compensations régulières, l'état morbide ne se développe pas. Mais une fois que, par une cause quelconque, cette compensation n'arrive plus, et que la résorption toujours excessive produit la lymphe dans une quantité qui surpasse la capacité des voies circulatoires, il y a nécessairement accumulation de sérosités dans les vaisseaux et tissus lympathiques, et partant dans les intestins. Il en résulte des ramollissements, des exfoliations des intestins et ensuite transsudation par leurs parois. Jusqu'ici, il n'y avait que prédisposition cholérique; mais, aussitôt que la transsudation excessive est survenue, le cœur étant privé des nouvelles colonnes sanguines qui auraient activé son action, la circulation cessera d'être générale; alors elle s'arrêtera dans les organes qui offrent le plus de résistance, c'est-à-dire dans les organes jouissant de vaisseaux capillaires très-compacts, voire dans les organes du système de la veine-porte. Ainsi surviennent les stases capillaires, qui empêchent le passage du sang des artères dans les veines et qui envahissent successivement aussi les organes jouissant d'une circulation plus énergique. Il y a de ces cas où les stases sanguines envahissent la plupart des organes, ce qui amène une mort presque instantanée; ces cas sont exceptionnels : mais, en général, pendant que se produisent les stases dont nous venons de parler, les organes qui jouissent d'une circulation énergique et d'une artériosité prononcée reçoivent tout le sang circulant, et par conséquent se trouvent dans un état de congestion. Tout cela constitue la *période algide*. D'ailleurs, les stases augmentent la transsudation des parties séreuses du sang, et amènent une anémie *sui generis ;* ainsi la période algide, en commençant par la pléthore, approche vers sa fin de l'anémie, et la circulation redevient générale.

Si les stases ont été de courte durée, le moment du retour de la circulation générale constitue la convalescence immédiate ; mais si les stases ont duré longtemps, et que, par conséquent, le peu de sang qui reste offre déjà des altérations considérables, alors le retour de la circulation générale ne sera qu'une nouvelle phase morbide dans laquelle le sang qui manque se reconstitue avec le concours de la résorption. Le retour de la circulation générale, après des stases de courte durée, s'appelle *la réaction* salutaire, tandis que l'état qui succède aux stases de longue durée constitue la *période typhoïde*.

La période de prédisposition cholérique, étant un état intermédiaire entre la santé et la maladie, n'occasionne pas de souffrances déterminées, et par conséquent passe pour la plupart du temps inaperçue, d'autant plus que le système nerveux se trouve alors sous l'influence anesthésique du gaz acide carbonique qui surabonde dans le sang. Aussi la période algide est quelquefois d'une durée tellement courte, et l'état typhoïde se produit parfois si soudainement, qu'on pourrait croire que la période algide n'a pas du tout existé, et que le choléra a commencé d'emblée avec l'état typhoïde ; mais celui-ci, ne pouvant arriver qu'à la suite de stases d'une durée assez prolongée pour qu'il y ait appauvrissement et altération du sang, tout cas de choléra, en tant que le mal n'est pas intercepté dans son cours naturel, parcourt, selon notre opinion, les trois périodes ci-dessus indiquées. Somme toute, la période typhoïde ne peut survenir qu'après les périodes précédentes, qui lui servent de base. Seulement, quand la période de prédisposition a duré longtemps, c'est-à-dire quand la période de formation des stases est tellement prolongée que cette période même produit le manque et l'altération du sang, alors l'état algide sera de courte durée et peu distinct, l'état typhoïde apparaissant de suite. Néanmoins, chaque fois que l'on croit que le choléra a débuté par un état typhoïde, il y a plutôt observation défectueuse que défaut de développement pathologique.

Les limites restreintes de ce travail ne me permettent pas d'entrer dans l'explication de tous les phénomènes propres aux trois périodes ; je me bornerai donc à noter seulement que la pléthore veineuse, les stases capillaires et la transsudation avec leurs suites, voire les congestions, le défaut et l'altération ultérieure du sang, donnent une explication positive de la maladie, sans y rien laisser d'énigmatique.

Le choix de la thérapeutique devant être conforme aux différents degrés de la maladie, qui dépend de l'étendue qu'auront gagnée les stases, il nous reste encore à définir ces degrés.

Or, nous savons que l'affaiblissement de la circulation a pour effet immédiat les stases sanguines qui se produisent successivement, en commençant par les organes qui, à cause de leur disposition anatomique, ont une circulation plus lente, et s'étendant aux organes qui, en raison de leur structure, jouissent d'une circulation plus active. C'est ainsi que les stases se forment en premier lieu dans les organes abdominaux, du ressort de la veine-porte. Si elles n'envahissent pas d'autres organes, alors il n'y a que le premier degré du choléra, il y a de la *cholérine*. Si elles envahissent les reins, les muscles et d'autres organes, à l'exception du cœur et du cerveau, il y aura second degré, c'est le *choléra;* la sécrétion des urines sera donc suspendue, et la circulation se bornera aux organes qui, par leur nature, sont disposés aux congestions. Néanmoins, l'activité du cœur continuant et ses pulsations étant distinctes, ce degré pourrait être nommé *choléra sphygmodes*, pour le distinguer du troisième degré qui est nommé *choléra asphyctique*, les pulsations du cœur étant alors imperceptibles et la circulation anéantie presque dans tout l'organisme, à cause des stases qui auront envahi la substance même du cœur.

Il nous reste à ajouter à ce que nous venons de dire, que chaque degré de la maladie parcourt lui-même les trois périodes que nous avons signalées, même le degré le plus faible. Ces périodes sont souvent peu distinctes, mais réelles, quand elles ne sont pas, bien entendu, interrompues par la mort ou la guérison.

Bernard-Laborde, 42, rue Vavin.

Paris.— Imprimerie L. Poupart-Davyl, rue du Bac,

www.ingramcontent.com/pod-product-compliance
Ingram Content Group UK Ltd.
Pitfield, Milton Keynes, MK11 3LW, UK
UKHW021152230726
13926UKWH00001B/67

9 782016 139837